ÉTUDE

SUR L'ENKYSTEMENT

DES PROJECTILES

DANS

LES PLAIES PAR ARMES A FEU

PAR

Alexis CHESNEY,

Docteur en médecine de la Faculté de Paris,
Ancien élève de l'Ecole du service de santé militaire de Strasbourg,
Aide-major stagiaire au Val-de-Grâce.

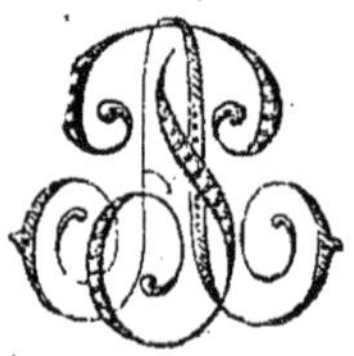

PARIS

A. PARENT, IMPRIMEUR DE LA FACULTÉ DE MÉDECINE
RUE MONSIEUR-LE-PRINCE, 29 ET 31.

1874

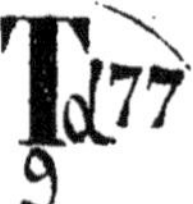

ÉTUDE

SUR L'ENKYSTEMENT

DES PROJECTILES

DANS

LES PLAIES PAR ARMES A FEU

PAR

Alexis CHESNEY,

Docteur en médecine de la Faculté de Paris,
Ancien élève de l'Ecole du service de santé militaire de Strasbourg,
Aide-major stagiaire au Val-de-Grâce.

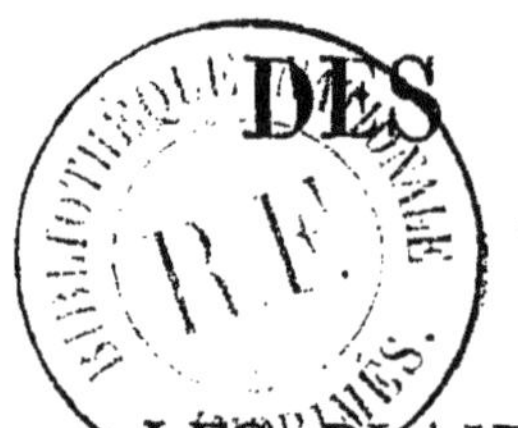

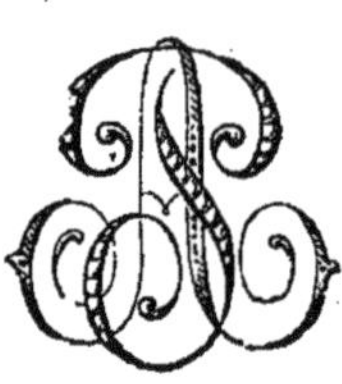

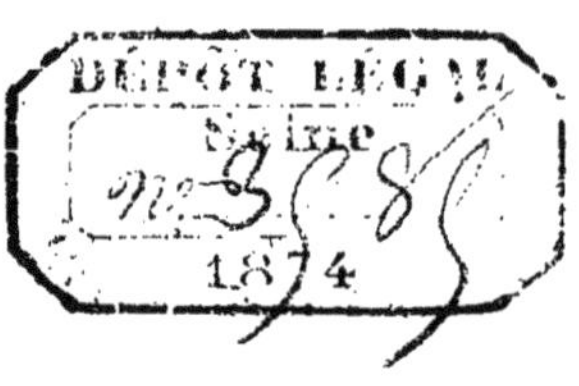

PARIS

A. PARENT, IMPRIMEUR DE LA FACULTÉ DE MÉDECINE

RUE MONSIEUR-LE-PRINCE, 29 ET 31.

—

1874

DE

L'ENKYSTEMENT DES PROJECTILES

DANS

LES PLAIES PAR ARMES A FEU

INTRODUCTION.

Ayant eu pendant le siége de Strasbourg, et plus tard dans divers hôpitaux de nos facultés, l'occasion d'observer sur nous-même et sur un certain nombre de blessés, des plaies par armes à feu compliquées de la présence de projectiles, nous avons réuni ces différents cas, et nous en avons profité pour étudier les effets du séjour de ces corps dans l'organisme, ainsi que les théories émises sur l'opportunité de leur extraction.

Nous présenterons successivement :

1° L'historique des plaies par armes à feu ;

2° Les accidents qui résultent ordinairement du séjour des projectiles dans les plaies, et l'étude de l'enkystement en particulier ;

3° L'observation qui nous est personnelle ;

4° Les traitements applicables aux blessés par armes à feu.

CHAPITRE PREMIER.

De tout temps les chirurgiens ont admis que la présence de corps étrangers dans une plaie peut devenir l'origine d'une foule de graves accidents, mais tous n'ont pas été d'accord sur la nécessité absolue d'extraire le plus tôt possible ces corps étrangers. Vers la fin du xve siècle, époque à laquelle il faut remonter pour trouver les premiers traités d'armes à feu, on croyait ces plaies empoisonnées par l'effet de la poudre et l'on recommandait avant tout (1) *de les cautérizer avec huile de sambuc bouillante, en laquelle soit mêlée un peu de thériaque* pour empêcher l'intoxication; à défaut d'huile, on cautérisait au fer rouge. A Paré, favorisé par un heureux hasard, sut le premier renoncer à cette pratique usuelle, et osa formuler pour le traitement de ces plaies, des préceptes contraires à ceux préconisés par les grands maîtres de son époque. Selon lui, la plus grave complication d'une plaie par coup de feu est la présence du projectile dans cette plaie, aussi conseille-t-il tout d'abord d'extraire à tout prix les corps étrangers, *car autre-*

(1) Jean de Vigo, 1514. Des plaies en général, l I, ch. viii.
(2) Ambroise Paré, 1545. Edit. Malgaigne, t. I, p. 435.

ment la plaie ne se pourrait jamais reprendre et réci-diverait. Deux siècles plus tard, (1) Percy parlant des balles affirme qu'elles gênent toujours les fonctions, éternisent des fistules, et causent toutes sortes d'infirmités, qu'il faut toujours aller les chercher, même dans les os en les trépanant, si l'extraction ne peut se faire autrement. Mais à mesure qu'on approche des auteurs contémpo-rains, on rencontre des chirurgiens qui s'écartent de ces principes rigoureux, se basent sur d'heu-reuses exceptions, pour considérer les corps étrangers comme presque inoffensifs pour nos tissus, et s'élèvent contre toute manœuvre ayant pour but l'extraction immédiate des esquilles et des projectiles. Voyons d'abord l'avis de Dupuy-tren à ce sujet (2) :

« Le malade présente souvent des fistules qui proviennent de ce qu'il existe dans le fond des plaies un corps étranger quelconque, échappé aux recherches du chirurgien ou dont l'extraction n'a pas été possible, ou bien, si ces plaies se con-solident malgré la présence de ces corps étran-gers de diverses espèces, les cicatrices se rouvrent au bout d'un temps plus au moins long pour leur donner issue ; ou bien des abcès se forment à des époques plus au moins éloignées, et en s'ouvrant les laissent échapper. » Ici déjà on entrevoit la possibilité d'une issue favorable pour la plaie,

(1) Percy, 1792. Manuel de chirurgie d'armée, p. 75.
(2) Traité des blessures par armes de guerre, Paris, 1834, p. 389.

malgré la présence du corps étranger. Un peu plus tard, (1) Jobert (de Lamballe) ne craint pas d'écrire en faveur de la non-extraction : « Le projectile se recouvre bientôt d'une couche albumineuse produite par une lymphe plastique coagulable, qui s'échappe des vaisseaux divisés, comme dans la formation du cal ; le sang se mêle à elle, et le reste se passe comme dans la formation des fausses membranes. En sorte que le projectile est bientôt entouré d'un kyste, et qu'alors son contact *ne peut plus être irritant* pour les parties voisines ; il peut rester ainsi *indéfiniment*, sans que celui qui en est porteur s'en aperçoive, et sans que l'harmonie des fonctions en soit troublée en rien, lors même qu'un organe essentiel à la vie en serait le siége. » On croirait d'après cela qu'il est puéril de s'inquiéter de la complication d'un corps étranger dans une plaie, mais il ajoute plus loin : quelque fois le kyste ne se forme pas, dès lors l'irritation est permanente, une inflammation chronique ou aiguë s'établit, des abcès se forment d'intervalle en intervalle, et la guérison n'est entière qu'après l'extraction du corps étranger. »

Enfin de nos jours, (2) M. l'inspecteur Legouest, se basant sur les nombreuses observations de ses collègues, (Baudens, Bégin, Larrey, Sédillot), et sur sa propre expérience, résume l'état de la question et les règles à suivre :

« Dans l'immense majorité des coups de feu

(1) Bull. de l'Académie, 1848, t. XIV. p. 83.
(2) Traité de chirurgie d'armée, 1863, p. 188-194.

compliqués de la présence des projectiles ou de corps étrangers, ces derniers provoquent l'inflammation, déterminent des abcès profonds et étendus, des suppurations interminables, la gêne et la douleur. Il faudra donc, sans s'en laisser imposer par des résultats qui sont loin d'être l'expression de la vérité, et qui ne fournissent que des raisons spécieuses pour s'écarter des règles et des lois établies par l'expérience, extraire des plaies par coup de feu et les projectiles et les corps étrangers, de quelque nature qu'ils soient. »

Nous croyons néanmoins qu'il n'y a pas de règle absolue à imposer au chirurgien, et que le praticien, s'appuyant sur des théories raisonnables basées sur des observations bien faites, a toujours le droit de modifier sa conduite dans les actes dont la responsabilité lui incombe. D'ailleurs il arrivera souvent, surtout sur les champs de bataille, que le grand nombre de blessés, le manque d'aides et d'instruments appropriés, réduiront le chirurgien à faire ce qu'il pourra et non ce qu'il voudra. De là, résulte que souvent des corps étrangers seront laissés dans les plaies, il y a donc lieu d'étudier quels sont les dangers possibles de cette complication, et les moyens d'y obvier. Ce sera l'objet du chapitre suivant.

CHAPITRE II.

ACCIDENTS QUI PEUVENT RÉSULTER DU SÉJOUR DÉS PRO-
JECTILES DANS LES PLAIES. DE L'ENKYSTEMENT EN PARTI-
CULIER.

Lorsque les projectiles ou les corps étrangers
n'ont pu être reconnus, lorsqu'ils sont situés trop
profondément pour être atteints et extraits sans
nécessiter des délabrements considérables, sans
exposer à des accidents plus graves que leur présence même, il convient d'attendre qu'ils aient
révélé leur situation exacte par l'inflammation, ou
qu'ils aient été ébranlés ou déplacés par la suppuration. Dans ces conditions, ils donnent souvent
naissance à des abcès; ou bien le projectile ne
fait que s'opposer à la cicatrisation complète de la
plaie qui se rétrécit et se convertit en un trajet
fistuleux, allant du corps étranger aux téguments,
ne se fermant jamais et fournissant une quantité
plus ou moins considérable de pus. D'autres fois
encore la plaie se ferme complètement et le blessé
peut se croire guéri : mais une légère inflammation
survient, la plaie se rouvre pour laisser échapper
une certaine quantité de pus, et se referme de nouveau. Ces phénomènes peuvent se reproduire très-
souvent, jusqu'à ce que le projectile soit extrait
ou expulsé, ou jusqu'à ce qu'il ait impunément
acquis droit de domicile dans les parties. Ce fut
ce dernier mode de terminaison qui se produisit

dans le cas que nous rapportons dans lequel nous fûmes à la fois le sujet et l'observateur ; c'est pourquoi nous insisterons particulièrement sur l'étude de l'enkystement des projectiles dans les plaies par armes à feu. Nous avons recueilli bon nombre de faits curieux de ce séjour prolongé de corps étrangers, contre lesquels les forces qui régissent l'économie se sont soulevées tout d'abord, mais qui ont fini à la longue par être supportés et s'acquérir pour ainsi dire un droit de domicile.

Cependant malgré ces faits, malgré l'opinion de Jobert (de Lamballe), nous croyons qne ce droit n'est jamais incontestable, et qu'à tout moment, même après plusieurs années de tolérance, la nature peut reprendre ses droits, et réagir pour expulser le corps étranger de quelque nature qu'il soit. Tant que le projectile n'est pas extrait, un blessé ne doit pas se dire guéri, car il porte en lui une cause latente d'inflammation, que le moindre choc peut rendre active et dangereuse. Voyons ce qu'en pensent les auteurs modernes.

A Bérard (1) admet que toutes les fois qu'un corps étranger introduit dans nos parties, n'est pas assez irritant pour produire de l'inflammation, il détermine par sa présence une irritation aboutissant à la formation d'une poche séreuse, où il est toléré sans produire aucune gêne, aucune altération des tissus voisins; qu'il s'établit autour de lui, aux dépens du tissu cellulaire, un véritable

_____

(1) A. Bérard. Dictionnaire en 30 vol., t. IX.

kyste isolant. Douée d'une sensibilité obscure, cette membrane accidentelle n'est point enflammée par la présence de ces corps étrangers, tandis qu'elle possède assez de solidité pour les maintenir dans le même lieu, quand même leur pesanteur spécifique considérable (fer, plomb) les porterait à se déplacer. Les parois internes du kyste ont ordinairement l'aspect de membranes séreuses, elles sont lisses et polies comme ces membranes à l'état sain. Indépendamment de la sérosité qui y existe le plus souvent, et qui est plus ou mois albumineuse, on peut y voir du sang pur et en caillot, de la sérosité sanguinolente sans fibrine, toutes les variétés de pus, etc. Ces kystes sont susceptibles de toutes les affections des membranes séreuses, et sujets à toutes les variétés d'inflammation. Béclard pense qu'il ne faut pas appeler kystes les membranes cellulaires nouvelles qui servent d'enveloppe aux corps étrangers. Ces enveloppes, dit-il, sont aussi des parties de formation nouvelle qui doublent quelquefois les vrais kystes, mais leur consistance est différente, elles ne sont pas, comme les kystes et les séreuses, des membranes inhalantes et exhalantes.

Meckel (1) considère au contraire tous les kystes comme autant de membranes séreuses accidentelles formées aux dépens du tissu cellulaire, recevant peu de vaisseaux sanguins et remplissant les mêmes fonctions que les séreuses

---

(1) Meckel, t. IX, Dictionnaire en 30 vol.

normales. Il pense qu'un épanchement de fluide dans le tissu cellulaire précède la formation de la poche kystique, que celle-ci n'est pas une conséquence de la compression que le fluide épanché exerçait sur le tissu cellulaire environnant, mais qu'elle s'effectue aux dépens du tissu cellulaire qui a la propriété de s'organiser. Les phénomènes pathologiques au milieu desquels les kystes se développent, et l'analogie de structure et de fonctions qui existe entre le tissu cellulaire et les séreuses, viennent à l'appui de cette théorie.

Selon nous, s'il nous est permis d'avoir une opinion, la structure de la membrane enkystante varie suivant les conditions locales de la blessure, et peut varier pour un même kyste, suivant les époques auxquelles on l'examine. Etudions séparément ces divers éléments du problème.

1° *Nature du projectile.* — Parmi les nombreux corps étrangers qui peuvent compliquer une plaie par arme à feu, les uns viennent de l'intérieur de l'économie, ce sont les esquilles des os fracturés, les débris de cartilages, de tendons ou d'aponévroses, les eschares et les collections sanguines ; nous n'insisterons pas sur cette classe de corps étrangers. Les autres viennent de l'extérieur ; ce sont les projectiles et les corps qu'ils entraînent accidentellement, c'est-à-dire des portions plus ou moins considérables de vêtements, linge, drap,

cuir, boutons d'os et de cuivre; des objets conte-
nus dans les poches des blessés, pièces de monnaie,
papiers, débris de montre. bijoux, etc.; enfin des
fragments de corps plus ou moins éloignés, déta-
chés par les projectiles dans leur parcours à l'air
libre, bois, pierres, etc. De tous ces corps, c'est
le verre, le cuivre, la fonte et surtout le plomb
que l'on rencontre le plus souvent enkystés, et
cela à cause de l'inaltérabilité de ces corps dans
l'organisme. La dureté et le poli sont considérés
comme des conditions nécessaires à l'enkystement;
mais ces qualités, qui peuvent être favorables
à la durée de l'enkystement sont accessoires;
dans notre exemple, le projectile était un morceau de fonte grossière, limité par des arêtes
et des angles très-aigus, et cependant il s'est
enkysté rapidement et n'a révélé sa présence que
huit mois après son entrée dans la plaie. Il suffira
donc de savoir que le corps étranger, qui est dans
la plaie, est de nature métallique inaltérable par
les liquides de l'économie pour être autorisé à espérer l'enkystement de ce corps, et à renvoyer son
extraction à une autre époque. C'est pour arriver
à connaître cet élément de diagnostic, qu'ont été
proposés les divers procédés ingénieux employés
avec succès par leurs auteurs, et abandonnés après
eux. Tels sont les stylets de Lecomte, de Nélaton,
de Larrey; les appareils électro-chimique de Favre
et de Trouvé, l'électro-aimant portatif de Mil-
lot, etc.

Ces appareils, et en particulier celui de

M. Trouvé, donnent quelquefois des résultats brillants dans les cliniques des hôpitaux, mais ils sont toujours inapplicables à la chirurgie en campagne, et souvent rendus impuissants et trompeurs par l'interposition de caillots, d'eschares, de tissu cellulaire, etc., entre les projectiles et le stylet ou la sonde renfermant les fils conducteurs.

Le palper avec les mains est le meilleur procédé pour découvrir les projectiles ; souvent l'œil ne remarque pas une légère saillie des téguments que le doigt révèle ; et si l'exploration des parties qui entourent la plaie n'a conduit à aucun résultat, il faut explorer le trajet même de la plaie. Ici encore le doigt est le plus parfait des instruments explorateurs ; et si l'ouverture de la plaie est trop étroite pour permettre l'introduction de l'index, il convient de l'agrandir par une incision appropriée, dont le double but sera de permettre la découverte, et plus tard l'extraction du corps étranger si on le rencontre.

2° *Etiologie de l'enkystement des projectiles.*— De tous les tissus de l'économie, il n'en est peut-être aucun qui ne puisse se prêter à l'enkystement d'un corps étranger et fournir les éléments nécessaires à la formation du kyste. Ainsi, les tissus membraneux, vasculaires, celluleux, fibreux, etc., les organes, de quelque composition qu'ils soient, peuvent, dans certaines circonstances, renfermer un corps étranger sans en être grandement incom-

(1) Abeille, 1852. Traité des hydropisies et des kystes, p. 405.

modés. Mais de tous ces tissus, ceux qui sont le plus lâches, le plus extensibles, ceux qui sont le moins importants pour l'entretien de la vie, supportent plus facilement la présence de ces corps étrangers.

Au point de vue des organes, c'est encore leur importance fonctionnelle et vitale qui règle le degré de gravité que peut susciter la présence de ces mêmes corps dans leur sein. On comprend en effet qu'un corps étranger enclavé dans un organe est capable, par une compression soutenue et croissante, de produire des lésions graves de tissu, et d'entraîner secondairement l'abolition du fonctionnement de l'organe. Donc, le même projectile situé dans le tissu cellulaire, sous les aponévroses, ou dans les couches musculaires, sera loin d'inspirer les mêmes craintes que s'il était dans le cœur ou dans le cerveau; il y aura, par conséquent, beaucoup plus de chances dans le premier cas pour qu'on n'intervienne pas, pour que le projectile ne compromette aucune fonction necessaire à la vie du blessé, et dès lors d'excellentes conditions pour que l'enkystement ait lieu.

Quand un projectile s'arrête, soit au sein de cavités closes, soit entre deux portions rapprochées d'organes, il y devient le point de départ d'un travail inflammatoire qui peut, en s'emparant du tissu cellulaire ambiant, donner lieu à une exsudation de produits plastiques organisables. Si l'inflammation est modérée, cette exsudation plastique devient la première couche de la poche

kystique, à laquelle le tissu cellulaire transformé
s'adosse comme mur de soutien ; tandis que si la
réaction inflammatoire est très-vive, de façon à
déterminer la formation d'un abcès, ou d'un
phlegmon de la région, les liquides plastiques
épanchés deviendront purulents et incapables de
s'organiser en membrane enveloppante. Nous
croyons, d'après cela, qu'une faible vasculari-
sation de la région blessée, ou une hémorrhagie
locale abondante avant la réaction inflammatoire,
sont plutôt des conditions favorables à l'enkystement que des empêchements. Par la même raison,
toutes les causes générales favorisant l'ischémie
du blessé, et par conséquent réduisant la réaction
inflammatoire générale à certaines limites, seront
d'heureuses conditions permettant d'espérer que
la blessure ne sera pas aggravée considérablement
par le séjour du projectile au fond de la plaie. Il
semble, d'après ces considérations, que la diète,
les saignées, les émollients à l'intérieur et à l'extérieur, en un mot le traitement préconisé au
XVIe siècle, soit encore recommandable de nos
jours, et nous croyons en effet qu'il serait bon,
dans le cas où un individu robuste, et surtout
pléthorique, serait blessé par accident à la chasse
ou dans une émeute ; mais en campagne, quand
les soldats sont épuisés par des maladies anté-
rieures (syphilis, scrofule), par des travaux exces-
sifs, et quelquefois par l'insuffisance d'alimenta-
tion, il serait dangereux de leur enlever, par un
traitement affaiblissant, le peu de vigueur qui

leur reste pour suffire aux déperditions qui accompagnent les hémorrhagies, la fièvre et la suppuration. Nous reviendrons sur ce point au chapitre du traitement.

L'histologie des kystes renfermant des projectiles, aussi bien que les divers processus pathologiques que peuvent suivre ces organes de formation accidentelle, sont encore assez mal connus. On sait que ces membranes, ainsi que leur contenu, sont susceptibles de subir des transformations successives nombreuses, soit par un travail inflammatoire, soit par un vice de nutrition, de sorte que minces, lisses, séreuses, ou cellulo-séreuses à un moment donné, elles peuvent s'épaissir, se condenser dans un autre; acquérir la consistance fibreuse, fibro-cartilagineuse, lardacée, ou enfin s'additionner d'une série de couches concentriques, superposées, vivant en commun par des vaisseaux de communication, et revêtir ainsi, avec l'épaisseur qu'elles acquièrent, les conditions et les qualités les plus diverses. Outre les transformations notables que ces parois peuvent subir par elles-mêmes, elles en empruntent encore, par leur surface externe, aux tissus dans lesquels elles se sont développées, et qui leur fournissent des prolongements ou appendices que le travail inflammatoire leur adjoint d'une manière intime.

On connaît assez bien la nature de la poche kystique et de son contenu, à l'époque où cette membrane, ayant eu le temps de s'organiser, devient douloureuse sous l'influence d'une inflammation d'origine quelconque, parce que c'est toujours à ce moment que le blessé vient réclamer les secours du chirurgien. — Avant, le projectile était ignoré, ou toléré sans douleur ; on ne pouvait pas songer à étudier la formation du kyste. Plus tard, si l'opération a réussi, la poche s'est refermée, et quand le blessé meurt longtemps après, on ne pense guère à rechercher le kyste. Aussi, croyons-nous utile de rapporter ici l'observation d'un morceau de lame de poignard enkysté dans l'abdomen, relative à un forçat mort à l'hôpital de Toulon, en 1829, pendant qu'Abeille y exerçait les fonctions d'élève. Laissons parler l'observateur lui-même : (1)

« Cet homme, qui était au bagne depuis onze ans, entra à l'hôpital étant atteint de typhus, auquel il succomba. Chargé de faire son autopsie, nous fûmes frappé, pendant que nous détachions la masse intestinale, par l'aspect d'une tumeur volumineuse, à laquelle adhérait, d'une façon fort solide, une partie du mésentère. Cette tumeur siégeait sur le corps des première et deuxième vertèbres lombaires, par suite des adhérences mésentériques, elle offrait le volume de la tête d'un fœtus à terme.

Après avoir vainement essayé de séparer le mésentère solidement fixé sur son noyau central, et en avoir enlevé le plus de parties possible par

(1) Abeille, 1852. Traité des hydropisies et des kystes, p. 468.

une dissection laborieuse, il nous fut permis de
percevoir une fluctuation dans la cavité. Coupant
alors de dehors en dedans, et couche par couche,
les parois de la poche, qui avait acquis la consistance lardacée, nous pûmes complètement ouvrir
la tumeur. Ces parois offraient un blanc nacré
dans leur épaisseur, et semblaient résulter de la
superposition de nombreuses couches solidifiées.
Ces couches représentaient des disques surajou-
tés. Il s'échappa de la poche environ un verre de
liquide citrin, ne contenant aucun flocon albumi-
neux en suspension, aucun produit plastique. La
base formait corps avec les ligaments et la partie
antérieure du corps des vertèbres précitées. La
surface interne était lisse, luisante, d'un blanc
miroitant. Dans le fond du sac existait une saillie
en relief, qui révélait quelques débris pseudo-
membraneux organisés. En essayant de détacher
ces débris, nous eûmes la sensation d'un corps
dur, proéminent et garni d'aspérités. Le choc du
scalpel sur ce corps laissa deviner la présence d'un
morceau de fer, qu'en isolant soigneusement, nous
pûmes reconnaître pour l'extrémité d'une lame
de poignard implantée dans le corps de la deuxième
vertèbre lombaire. Il fallut de très-grands efforts
pour détacher ce tronçon, oxydé dans toute son
étendue; il avait de 6 à 7 centimètres de long,
et 2 centimètres et demi de large vers l'extrémité
cassée. Une incrustation comme cartilagineuse
servait de point d'appui dans le corps de la ver-

tèbre, à la pointe de cette lame, et de moyen de fixation dans le tissu spongieux de l'os. »

Cet exemple montre combien sont grandes les ressources de la nature, et en même temps combien il serait dangereux quelquefois de vouloir s'imposer une règle de conduite absolue pour toutes les blessures; car il est très-probable que, si un chirurgien avait reconnu la présence de cette lame de couteau, au moment de la blessure, et qu'il en ait tenté l'extraction par des manœuvres dans l'abdomen, notre homme serait mort une douzaine d'années plus tôt.

On trouve dans les auteurs quelques faits encore plus surprenants de corps métalliques séjournant impunément dans des organes essentiels. Ainsi, Latour d'Orléans (*Histoire des causes des hémorrhagies*, 1815, t. I, p. 175), rapporte le fait d'une balle qui est restée six ans dans le ventricule droit du cœur d'un individu. — Broussais parle d'une balle enkystée sept ans dans le poumon. — Guillou raconte l'histoire d'un morceau de fleuret resté quinze ans dans un poumon. — Nous avons vu au musée de Montpellier une lame de couteau qui est restée deux ans et huit mois dans le cerveau d'un paysan, et n'y a manifesté sa présence que par quelques attaques épileptiformes. Enfin, nous avons recueilli les observations d'une balle de révolver logée dans le tissu adipeux du fond de l'orbite (Montpellier); d'une balle de révolver dans le crâne (Paris); d'une balle perdue dans la cuisse depuis deux ans (clinique chirurgicale du Val-de-

Grâce); d'une balle logée dans le sphénoïde (Montpellier); bon nombre de morceaux de balles ou
d'obus enkystés dans les membres (Hôtel-Dieu,
Val-de-Grâce). Mais la relation de ces diverses
observations grossirait beaucoup notre opuscule,
sans enrichir la science; aussi nous nous borne-
rons à citer le fait qui nous est personnel, en in-
sistant sur les détails qui peuvent offrir quelque
intérêt. Pour faciliter la description, nous em-
ploierons le singulier, en tant que blessé.

CHAPITRE III.

OBSERVATION PERSONNELLE.

Frappé dans la soirée du 23 août 1870, par des
fragments d'un obus qui venait d'éclater à quelques pas de moi, je n'éprouvai sur le moment
aucune douleur; j'ignorais complètement que j'en
étais blessé. Ce n'est qu'après avoir fait quelques
pas pour sortir de cette rue dangereuse, que je
sentis au pied droit une douleur vague, comme
si un caillou était entré dans ma botte. Dès lors
je ne posai plus que faiblement la pointe du pied
droit sur le sol, et m'appuyai contre les maisons
en attendant du secours. Quelques voisins ac-
courus au bruit de la détonation me soulevèrent
sur leurs épaules, et je marchai ainsi soutenu jusqu'au premier poste de secours. Là encore, malgré la lumière, je ne portais mon attention que

sur mon pied droit, lorsqu'un des assistants me fit remarquer que j'étais surtout blessé à la partie postérieure de la cuisse gauche ; j'y portai aussitôt la main, et je pus constater qu'en effet je perdais beaucoup de sang de ce côté. Je me fis donner une serviette pliée en écharpe, et je la nouai fortement autour de ma cuisse, au-dessus des blessures, dans le but d'arrêter les hémorrhagies de ce membre. Puis je priai qu'on me transportât le plus tôt possible à l'école de service de santé militaire, où j'étais sûr de trouver les secours intelligents et empressés des maîtres de l'art. Ce fut M. Rouis lui-même qui se chargea du premier examen des blessures. Après avoir enlevé les vêtements, et lavé le sang épanché, le chirurgien crut pouvoir affirmer qu'il n'avait à traiter que des plaies simples (au nombre de sept), dont une seulement, à la cuisse gauche, présentait de la gravité par la perte considérable du tissu musculaire. Il se borna donc à rapprocher les bords de la grande plaie, avec des bandelettes de diachylon, et confia le pansement des autres plaies à mon collègue P. Perrin, qui s'était généreusement offert pour me garder pendant la nuit. Mais, vers deux heures du matin, c'est-à-dire cinq heures après l'accident, une hémorrhagie assez abondante se déclara au pied droit, et comme elle continuait malgré l'application de morceaux d'amadou, on fit appeler de nouveau M. Rouis. Il introduisit dans la plaie une sonde de femme, pour chercher si le projectile ne serait pas resté au fond de la blessure; mais il ne trouva rien de particulier , assura que très-souvent le projectile ressortait seul par le trou d'entrée, et prescrivit simplement des compresses imbibées d'eau froide sur le pied. Le reste de la nuit se passa sans autre accident.

Le 24 au matin, vers dix heures seulement, on put me transporter sur un brancard à l'hôpital militaire, dans le service du Dr Reeb. Confiant dans le diagnostic porté sur le billet d'entrée, et surtout pressé par les besoins du service, ce chirurgien n'examina que le pied droit, dont la rougeur et le gonflement pouvaient faire croire à la complication d'une fracture du tarse. La sonde cannelée de trousse pénétrait presque entièrement dans le trajet ouvert par le projectile, sous la voûte plantaire; mais aucune sensation de mobilité anormale des os, aucun choc métallique ne venaient à l'appui des diverses hypothèses émises par les assistants, pour expliquer la phlogose exagérée de cette plaie. Dans le doute, l'expectation parut le parti le plus sage : des cataplasmes émollients furent prescrits jusqu'à nouvel ordre.

Le 27 seulement, un peu avant la visite, on défit tous les pansements et on nettoya toutes les plaies, pour que le chirurgien pût en faire l'examen complet. Cet examen amena la découverte d'un petit fragment d'obus, qui était resté enfoncé à 2 centimètres dans la plaie supérieure de la cuisse gauche, et y avait déterminé une suppuration abondante; l'extraction de ce petit projectile fut faite

avec des pinces à dissection, et dès lors cette pe-
tite plaie marcha vers la cicatrisation aussi vite
que celles dont on avait enlevé les corps étrangers
avant d'appliquer le premier pansement; c'est-à-
dire que dix jours après, par la seule application
de bandelettes de diachylon sur les diverses blessures, on n'avait plus à s'occuper que de la grande
plaie de la cuisse et de celle du pied droit. Cette
dernière devant être étudiée plus spécialement,
nous en reparlerons plus loin. Celle de la cuisse
suivit, pendant un mois, une marche régulière
vers la cicatrisation ; mais à cette époque (20 sep-
tembre), malgré l'application continue de bandelettes imbriquées, elle fut envahie par la pourriture d'hôpital, qui commençait à régner dans tous
les services de chirurgie, par suite de l'encom-
brement des blessés. Il fallut dès lors la cautériser
tous les deux jours, avec le crayon de nitrate d'ar-
gent, et la protéger des miasmes nosocomiaux, en
la recouvrant d'une couche de styrax presque pur.
Ce mode de pansement fut continué jusqu'au 15 octobre, époque à laquelle je commençai à me lever
et à marcher avec des béquilles. Huit jours après,
la cicatrisation était complète; je pus sortir dans la
ville; mais je n'étais pas encore assez rétabli pour
entreprendre un long voyage. Aussi n'est-ce que
le 7 novembre que je quittai définitivement l'hôpital de Strasbourg, pour me rendre à Montpellier.

Voyons maintenant ce qu'était devenu le projectile qui avait blessé le pied droit, celui qui a déterminé le titre de notre travail inaugural. Entré

le 23 août 1870, par la partie centrale de la région
interne du pied, il s'enkysta sous le troisième cu-
néiforme, et sortit le 3 mai 1871, par le milieu de
la région plantaire. Voici comment:

Au premier examen, avons-nous dit, cette plaie
parut simple et fut négligée. Cinq heures après,
une hémorrhagie abondante attire l'attention du
chirurgien de ce côté; mais un second examen
n'amène aucune découverte. Le lendemain, la
rougeur et le gonflement du pied inquiètent le
nouveau chirurgien, qui cherche également avec
soin sans trouver le projectile. Le troisième jour,
les symptômes de phlogose cèdent à la seule influence de compresses imbibées d'eau fraîche;
alors toute inquiétude cesse; on applique des cataplasmes émollients qui font disparaître l'œdème,
et on affirme que le projectile est sorti par où il
était entré. Pendant ce temps, le sérum du sang
extravasé s'est écoulé par l'orifice d'entrée, et le
plasma s'est condensé autour du petit morceau de
fonte, pour lui former une coque demi-solide, qui
l'empêche de nuire aux parties molles environ-
nantes.

Pendant que la poche s'organise et se complète,
la fistule laisse écouler successivement : d'abord
du sang pur, puis de la sérosité sanguinolente,
puis de la sérosité purulente, enfin du pus, dont
la quantité diminue à mesure que le trajet se rétrécit dans tous les sens. Ce n'est que le 4 octobre
c'est-à-dire six semaines après l'accident, que tout
écoulement disparait définitivement. Depuis cette

époque jusqu'au 9 mars 1871, le projectile de-
meure étroitement enkysté, ignoré de tous, ne
manifestant sa présence que par une légère douleur, lorsqu'une pression extérieure venait l'ap-
puyer fortement contre la voûte plantaire. Les
longues promenades ne produisaient aucun gonflement particulier au pied blessé, aucune
douleur spéciale. Jusque là, si j'avais su que
j'avais un éclat d'obus dans le pied, j'aurais
pu dire, avec Jobert (de Lamballe), qu'un corps
étranger dans une plaie n'est pas un grave incon-
vénient, et qu'il peut y rester complètement inof-
fensif; mais à partir du 9 mars, à la suite d'une
longue marche, le projectile devint mobile dans
son kyste, et m'occasionna de vives douleurs.
Sous l'influence de pressions répétées, la membrane enveloppante était devenue séreuse, avait
secrété du liquide, et s'était distendue par l'accu-
mulation de ce liquide. Désormais je pus sentir en
marchant les oscillations du projectile dans le
sens antéro-postérieur, et je constatai un léger
gonflement au centre de la voûte plantaire. Je fus
alors convaincu que j'avais dans le pied le projectile qu'on avait en vain cherché à Strasbourg, et
résolus de le faire extraire.

En conséquence, j'entrai à l'hôpital Saint-Eloi,
le 23 mars 1871, dans le service de chirurgie.
Mais au bout de trois jours je fus renvoyé sans
traitement, parce que M. Moutet, n'admettant pas
qu'un projectile eût pu rester si longtemps ignoré,
attribuait au tissu cicatriciel seul l'induration et la

saillie anormales du pied. Je dus quitter l'hôpital et reprendre mon service, en attendant qu'un chirurgien voulût bien reconnaitre que j'avais un corps étranger dans le pied. Cependant la poche continuait à s'élargir, les ballottements du morceau de fonte devenaient de plus en plus étendus, et par conséquent de plus en plus douloureux; la marche devenait intolérable, et néanmoins il fallait marcher. Enfin, le 28 avril au rapport du matin, j'expliquai à M. le major Poncet comment j'arrivais à percevoir le ballottement en appliquant exactement la paume de la main gauche contre la plante de mon pied, et en imprimant au pied une brusque secousse dans le sens vertical. M. Poncet exécuta cette manœuvre, et perçut à diverses reprises une sensation en tout comparable au ballottement fœtal; il put dès lors affirmer comme moi qu'il y avait là un corps lourd mobile, dans une poche contenant du liquide. Après lui, M. Moutet répéta ce mode de recherche, admit la présence d'un kyste situé profondément dans l'arcade plantaire, et fixa l'ouverture de ce kyste au mercredi suivant. Je rentrai le jour même à l'hôpital pour reposer mon pied en attendant l'opération.

Enfin le 3 mai, après la visite des salles, je marchai lentement jusqu'à l'amphithéâtre, et m'allongeai sur la table préparée à cet effet. D'un premier coup de bistouri sur une longueur de 8 centimètres, dans le sens antéro-postérieur, M. Moutet divisa la peau, la couche du tissu graisseux, l'aponévrose plantaire, et pénétra légèrement dans la gaine plantaire moyenne; d'un second coup il traversa la couche musculaire et atteignit le kyste, presque sans avoir fait couler de sang ; d'un troisième coup il ponctionna la poche de façon à pouvoir y introduire le bout d'un doigt. On vit alors sortir de l'incision un liquide transparent, séreux, incolore, dont la quantité peut être évaluée à 20 grammes. L'index introduit par la ponction put atteindre le projectile, et mesurer l'étendue de la poche; il fut dès lors facile à l'habile chirurgien de prolonger l'incision des parties profondes de manière à ouvrir la poche dans toute sa longueur, d'y introduire l'index de la main gauche, et d'en extraire le fragment d'obus que nous présentons ici, du poids de 9 grammes. Les bords de la plaie furent rapprochés et si bien maintenus en contact par des bandelettes de diachylon, qu'au bout de trois jours la réunion de ces bords était presque complète. Mais la cicatrisation n'avait été si rapide que pour les parties superficielles, le kyste s'était de nouveau rempli de sérosité, et le point non cicatrisé devenait l'orifice d'une fistule d'où s'écoulait par la pression un liquide séro-pulent. Pour amener la cicatrisation des parties profondes et la rétraction complète des parois du kyste, il fallut agrandir ce trajet fistuleux et faciliter l'écoulement des liquides sécrétés. A cet effet, M. Moutet introduisit dans l'orifice d'abord un petit morceau de fronde de laminaire, puis un morceau d'éponge préparée, enfin, le quatrième jour, une mèche de charpie enduite de cérat. Il renouvela cette mèche tous les matins et la maintint humide par des cataplasmes jusqu'à la guérison complète de la fistule, qui ne fut réelle qu'au bout d'un mois. A cette époque (8 juin), la concavité normale de la plante du pied n'était pas encore rétablie, et la marche était un peu douloureuse ; mais, deux mois plus tard, la rétraction du tissu cicatriciel avait rendu au pied sa forme primitive, et la marche n'offrait plus rien d'anormal.

Jusqu'à ce jour, aucun accident n'est survenu à ce pied, sur lequel on voit très-bien les cicatrices d'entrée et de sortie de notre projectile. En pressant avec la main au centre de la voûte plantaire, on perçoit facilement, à travers les parties molles, les diverses cordes fibreuses formées par le tissu cicatriciel.

CHAPITRE IV.

RÉSUMÉ DES TRAITEMENTS APPLICABLES AUX PLAIES PAR ARMES A FEU ; EXTRACTION DES PROJECTILES.

Avant d'exposer le traitement local des blessures, nous devons parler du traitement général des blessés ; il se résume en un mot : les *antiphlogistiques*, c'est-à-dire les émissions sanguines, la diète, les boissons émollientes, les purgatifs, tous les moyens propres à calmer la surexcitation morbide de l'appareil des vaisseaux sanguins. Ce mode de traitement a été employé avec succès et préco-

nisé par tous les maîtres de l'art. En principe, il
doit toujours être appliqué. Toutefois, s'il y a
stupeur et commotion, on prescrira des exci-
tants internes (alcool) et externes; s'il y a du dé-
lire traumatique, on ordonnera les opiacés, mais
ce ne sera que provisoirement, et dès que la sensibilité normale reparaîtra, on reviendra aux antiphlogistiques. S'il survient plus tard un accident
tel que le tétanos, l'infection purulente, l'infection putride, on lui opposera les moyens spéciaux
généralement employés contre chacun de ces
états morbides.

Le traitement local a pour but de s'opposer à
l'engorgement inflammatoire, ou le combattre s'il
est déjà survenu. Donc, ici encore, les antiphlogistiques constitueront la partie essentielle, celle
sur laquelle on devra le plus longtemps et le plus
énergiquement insister. Pour cela, on débridera
si les ouvertures sont trop étroites; on appliquera
de la glace, des compresses imbibées d'eau froide,
des cataplasmes, quelquefois même des sangsues
si l'engorgement inflammatoire est considérable,
et s'il n'y a pas eu d'écoulement de sang par la
plaie.

Selon notre maître M. Legouest (*loco citato*) :
« L'eau à la température ordinaire est le meilleur
topique dont on puisse faire usage. Une compresse
pliée en plusieurs doubles, et imbibée d'eau froide,
est appliquée immédiatement sur la plaie, ou par
dessus un linge fenêtré légèrement enduit de cérat, et maintenue par une compresse circulaire,

ou un bandage approprié ; toute compression par des bandages pleins peut devenir funeste. Ce mode de pansement a de nombreux avantages : l'eau manque rarement au blessé ou au chirurgien ; les plaies sont toujours maintenues en état de propreté et n'exhalent pas de mauvaise odeur ; le liquide s'évapore avec une rapidité en rapport avec l'inflammation et la chaleur des parties ; les blessés peuvent eux-mêmes humecter les pièces d'appareils, et se soulager ainsi instantanément ; l'appareil toujours humide peut être enlevé sans occasionner de douleur au malade, et sa simplicité n'exige pas l'intervention du chirurgien. » Les pansements ultérieurs sont subordonnés à la marche de la plaie ; c'est au chirurgien à l'observer attentivement, et à s'opposer à tout accident par les moyens que l'expérience a mis à sa disposition.

Les accidents locaux à craindre pour ce genre de plaies sont : l'étranglement, le phlegmon, l'abcès, les fistules, les nécroses, caries, fusées purulentes, hémorrhagies consécutives, anévrysmes, douleurs locales, érysipèle, atrophie, gangrène, pourriture d'hôpital.

Pour chacun de ces accidents, on appliquera les traitements préconisés par nos maîtres ; nous ne nous y arrêterons pas. Parmi les nombreuses complications primitives locales que l'on peut rencontrer, nous ne parlerons que de la présence du projectile dans la plaie, et de la conduite à tenir dans ce cas.

Si le corps vulnérant fait saillie à l'extérieur, ou seulement sous la peau, on devra toujours l'extraire immédiatement. Mais si le projectile est profondément situé, et hors de la portée de nos instruments, ou s'il a pénétré dans un organe important à la vie, on pourra modifier sa conduite selon les circonstances. Ainsi, sur le champ de bataille, ou même dans une ambulance volante, le chirurgien n'ayant le plus souvent ni le temps, ni les aides, ni les instruments appropriés pour ce genre d'opération, manquant quelquefois de l'expérience que donne la pratique, devra s'abstenir de toute tentative dangereuse, et panser la plaie comme si elle était simple. S'il est sûr de la présence du projectile dans la plaie, ou même s'il la soupçonne, il fera bien d'inscrire sur un papier les remarques qu'il a faites, et de fixer cette note à l'un des vêtements du blessé, pour renseigner le chirurgien qui le recevra après lui.

Dans un hôpital, au contraire, ou dans une grande ambulance, pour un chirurgien ayant acquis par une longue pratique la sûreté du coup d'œil des maîtres de l'art, ayant à sa disposition des aides intelligents, et des instruments suffisants, la conduite à suivre sera différente. Nous la trouvons toute tracée dans l'excellent ouvrage de M. Legouest (*loc. cit.*, p. 133).

« Lorsqu'un blessé se présente pour la première fois au chirurgien, avec un pansement provisoire ou définitif, il doit être dépansé et examiné séance tenante, quelle que soit la confiance du chirurgien dans celui de ses confrères qui a appliqué le premier appareil. Cette pratique n'a que des avantages : elle donne une notion précise de la blessure, remédie aux imperfections d'un pansement souvent fait à la hâte, dissipe ou soulage les douleurs provoquées par la constriction ou la rigidité des pièces d'appareil durcies par le sang desséché, et, condition fort importante, elle inspire de la confiance au malade, reconnaissant de l'attention dont il est l'objet. » Si, d'après cet examen, il sait ou suppose qu'il y a un corps étranger dans la plaie, le chirurgien doit se baser sur les principes suivants : 1° un corps étranger quelconque favorise la suppuration et l'étranglement ; 2° une légère hémorrhagie est utile, à titre de saignée, pour diminuer les phénomènes inflammatoires ; 3° un débridement préventif rend la cicatrisation plus prompte, facilite l'exploration immédiate des balles et des esquilles ; principes desquels il résulte que toutes les fois qu'on sera dans des conditions favorables, il faudra débrider les plaies et en extraire immédiatement tous les corps étrangers. Cependant Jobert, Baudens, Roux, Velpeau n'étaient pas partisans du débridement préventif, et de nos jours encore, beaucoup de chirurgiens ne le pratiquent qu'exceptionnellement.

L'extraction étant décidée, voyons les règles à suivre. (Legouest, loc. cit.)

« Pour extraire une balle (ou un projectile), il faut, avant tout, si elle n'est pas apparente, interroger le malade sur la position où il était lors de la blessure. Car si les muscles étaient contractés lorsqu'ils ont été frappés, il faut les remettre en cet état de contraction; c'est le seul moyen d'établir le parallélisme de leur canal avec celui de la peau, et par conséquent d'avoir une idée nette de sa profondeur et de sa direction. On fera l'extraction par le point le plus superficiel, ou tout au moins par le côté le moins dangereux. Si le corps étranger senti au moyen du toucher n'est pas fixé au milieu des tissus, en sorte qu'on ne puisse pas faire sur lui l'incision pour l'extraire, il faudra faire agir le bistouri sur l'extrémité d'une sonde cannelée introduite dans le canal fait par la balle, et couper toutes les parties comprises entre cette extrémité de l'instrument et la peau. Si, au contraire, la balle est maintenue d'une manière fixe au milieu des tissus, un aide fait saillir, par des pressions convenables, le point qu'elle occupe, alors le chirurgien fait une longue incision, et approche le plus possible du corps étranger. »

Ces manœuvres sont ordinairement sans gravité quand elles sont pratiquées sur les membres; et cependant il arrive quelquefois des accidents même aux chirurgiens les plus habiles.

Mais le danger des manœuvres devient considérable si le projectile s'est enchâssé dans un os, ou s'il a pénétré dans une grande cavité splanchnique comme l'abdomen, la poitrine ou le crâne.

Si le projectile s'est arrêté dans un os, il faut chercher à l'extraire à l'aide des pinces ou du trépan. On employait autrefois le tire-fond, mais Percy en a blâmé l'emploi avec raison ; car souvent les os sont ramollis autour du projectile qui tombe alors dans la cavité sous la pression de l'instrument. Il a proposé une pince qu'on introduisait branche à branche pour faciliter l'opération comme dans l'application du forceps, mais cet instrument, nommé tribulcon, a disparu également de l'arsenal du chirurgien militaire.

Dans les plaies de l'abdomen, Baudens et M. Legouest veulent qu'on recherche le projectile ; ils pensent que l'introduction du doigt n'ajoute rien à la gravité d'une plaie de l'intestin ; ils s'abstiennent néanmoins d'inciser l'abdomen, soit pour rencontrer le projectile, soit pour lui préparer une issue. Des troubles variables du côté de la digestion, des fistules stomacales, intestinales ou vésicales, pourront résulter de ces blessures; les brides ou les adhérences exposeront à la production d'étranglements internes, mais ces inconvénients doivent être considérés comme des terminaisons heureuses, relativement au résultat que pourrait amener une exploration maladroite et inopportune, c'est-à-dire une péritonite générale, rapidement mortelle. Aussi croyons-nous que le plus souvent on agira sagement, en s'abstenant de toute manœuvre ayant pour but la recherche du projectile dans l'un des viscères abdominaux. L'observation d'Abeille citée précédemment, prouve qu'on peut espérer une issue favorable, en abandonnant la plaie aux ressources de la nature.

Pour les plaies de poitrine, le précepte sera le même. Cependant, les auteurs qui ont écrit sur ce sujet ont recommandé de ne pas fermer ces plaies pénétrantes, lorsqu'elles sont surtout accompagnées d'hémorrhagies, afin de prévenir l'épanchement ; ils conseillent, au contraire, de faciliter l'issue du sang par une position convenable, par le débridement de la plaie, l'introduction de canules ou de bandelettes. Mais les succès admirables obtenus par le Dʳ Larrey lui font admettre que l'obturation exacte avec des bandelettes de diachylon, quelquefois même avec des sutures, est préférable au procédé usité jusqu'à nos jours.

« J'ose conclure, dit-il (Mémoires de chirurgie militaire, campagne d'Egypte), que, dans les plaies pénétrantes de la poitrine accompagnées d'hémorrhagies, autres que celles résultant de la lésion de l'artère intercostale, il faut fermer les plaies, faire observer au blessé le plus grand repos. appliquer des ventouses scarifiées sur les environs de la blessure pour favoriser la résorption du sang épanché et prévenir l'inflammation. »

On comprend, en effet, que, l'une des parois de la poitrine étant ouverte, l'air inspiré dans le système bronchique doit s'échapper par les voies qui lui offrent le moins de résistance, c'est-à-dire par la plaie, quand surtout son diamètre est égal à l'ouverture de la glotte ou plus grand qu'elle. Or, cet air, en passant par la division des poumons, s'oppose à l'adhésion de ses bords et à l'expansion des vésicules pulmonaires propre à diminuer le cours du sang dans les artères et à accélérer le retour de ce fluide dans les veines, ce qui entretient l'hémorrhagie : de là tous les accidents fâcheux qui surviennent à la suite de ces blessures, qu'on aggraverait sans doute encore par l'introduction dans la poitrine d'instruments rigides destinés à retirer les corps étrangers.

Quand un projectile est logé dans le crâne, la plupart des chirurgiens sont d'avis de l'y abandonner. Cependant Larrey admet que les recherches de corps étrangers dans le crâne ne sont pas toujours inutiles et dangereuses, et que les contre-ouvertures au crâne sont souvent avantageuses dans les cas de fracture compliquées de la présence du projectile; il cite à l'appui de son opinion plusieurs cas de succès inespérés. Si l'on veut suivre son exemple, il faudra le faire avec les plus grands ménagements, car il est évident que l'introduction dans le crâne de tout instrument ayant pour but la recherche et l'extraction du projectile expose l'encéphale et les méninges à une inflammation, tantôt aiguë et diffuse, qui entraîne rapidement la mort, tantôt plus ou moins lente et circonscrite, qui donne lieu à la formation d'abcèsou à divers accidents tardifs dont nous n'avons pas à parler.

D'ailleurs on connaît des exemples qui prouvent que quelquefois le projectile ne détermine autour de lui qu'une inflammation légère qui n'arrive même pas à la suppuration et qui aboutit à la formation d'une membrane cicatricielle, résistante,

formée par la prolifération des éléments de la névro-
glie, d'où résulte l'isolement et l'enkystement complet du corps étranger. Donc ici, plus encore que
dans les plaies de la poitrine ou de l'abdomen,
nous recommanderons une grande prudence dans
les tentatives d'extraction des corps étrangers.

En résumé, l'extraction des corps étrangers,
considérée d'une manière générale, doit toujours
être faite, et le plus tôt possible sera le meilleur,
pour épargner au blessé des chances d'accidents et
des souffrances prolongées; mais, comme le dit
sagement M. Legouest (loc. cit.), « il ne faudra
pas, pour arriver à extraire les corps étrangers,
multiplier sans mesure des recherches et des tentatives douloureuses, déterminer des désordres
plus nuisibles que ne pourrait l'être le corps
étranger le plus agressif. Le voisinage de cavités
importantes, la proximité des grandes articulations
ou de vaisseaux d'un volume considérable pouvant
être ouverts par des manœuvres instrumentales,
la nécessité, pour arriver au but, de faire des délabrements trop étendus, sont autant de circonstances qui doivent imposer des limites à la recherche des corps étrangers. Il y a tout autant
d'imprudence à vouloir retirer toujours et à tout
prix les corps étrangers qu'à les abandonner de
propos délibéré sans tenter de les extraire. »

Enfin, si un projectile abandonné dans une plaie
y entretient une suppuration prolongée, et que sa
position rende son extraction dangereuse, on devra

choisir la position la plus avantageuse pour faciliter l'écoulement du pus ; il faudra faire des injec-
tions détersives et désinfectantes jusqu'à ce que le
projectile se soit enkysté ou qu'il ait changé de
place, de façon que son extraction puisse se faire
sans danger.

Paris. A. PARENT, imprimeur de la Faculté de Médecine, rue Mr-le-Prince, ° .

343